AF377283

Dʳ Robert MALBOIS

DE LA FACULTÉ DE MÉDECINE DE PARIS

ANCIEN INTERNE DE L'ASILE D'ALIÉNÉS

DE SAINTE-GEMMES-SUR-LOIRE

CONTRIBUTION A L'ÉTUDE

DU

TRAITEMENT ACTUEL DES ALIÉNÉS

Dans les Asiles de Province

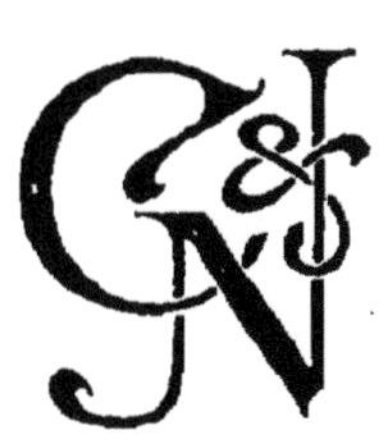

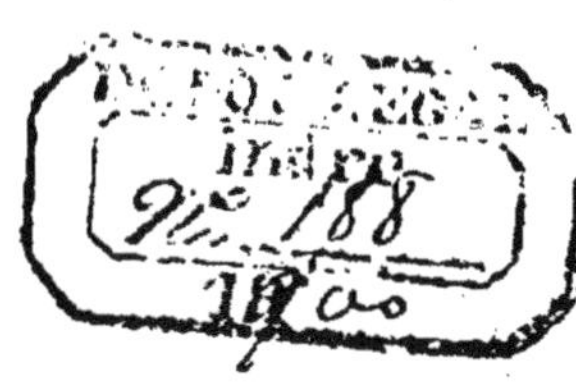

Dʳ Robert MALBOIS

DE LA FACULTÉ DE MÉDECINE DE PARIS

ANCIEN INTERNE DE L'ASILE D'ALIÉNÉS

DE SAINTE-GEMMES-SUR-LOIRE

CONTRIBUTION A L'ÉTUDE

DU

TRAITEMENT ACTUEL DES ALIÉNÉS

Dans les Asiles de Province

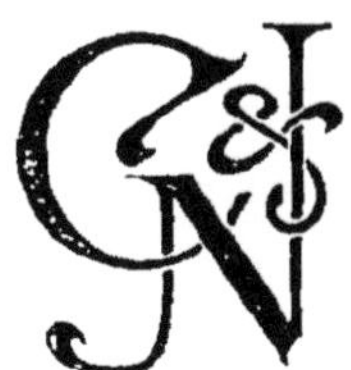

PARIS

GEORGES CARRE ET C. NAUD, ÉDITEURS

3, RUE RACINE, 3

1900

A MES PARENTS

A MES AMIS

A MES MAITRES
DE L'ÉCOLE ANNEXE DE ROCHEFORT

A MES MAITRES DE L'ÉCOLE D'ANGERS

A MES MAÎTRES

DE LA FACULTÉ DE PARIS

A MON PRÉSIDENT DE THÈSE

MONSIEUR LE PROFESSEUR CHANTEMESSE

Médecin des Hôpitaux
Professeur de pathologie expérimentale et comparée
Officier de la Légion d'Honneur

Arrivé au terme de nos études médicales, nous jetons un regard vers le passé et nous rappelons avec plaisir les maîtres dévoués, dont le brillant enseignement restera longtemps gravé dans notre mémoire.

Nous remercions tout particulièrement M. le professeur Chantemesse de l'intérêt, qu'il n'a cessé de nous témoigner durant nos études médicales, et de l'honneur qu'il nous fait en acceptant la présidence de notre thèse.

Nous avons toujours gardé l'agréable souvenir de tous ces professeurs de l'École annexe de médecine navale de Rochefort dont nous voudrions pouvoir citer tous les noms, tant ils sont tous également chers à notre mémoire.

C'est à Angers que nous fîmes le plus long séjour et c'est là véritablement que nous nous sommes formés, grâce aux brillantes leçons des professeurs de cette École. Merci particulièrement à MM. les professeurs Thibault et Monprofit, de leur bienveillante attention à notre égard, à M. le directeur de l'École, le docteur Legludic, à mes anciens maîtres, les docteurs Bahmaud, Mareau, Feillé, Jagot, Donet, Tesson, Boquel, Charrier.

Nous tenons à exprimer notre reconnaissance à M. le docteur Billet, médecin principal de l'armée, à l'amabilité et aux bons soins duquel nous avons eu tant de fois recours.

AVANT-PROPOS

Durant notre séjour d'une année à l'asile d'aliénés de
Ste-Gemmes-sur-Loire, près d'Angers, il nous a été donné
d'assister à une série d'épidémies (béribéri, dysenterie,
fièvre typhoïde) qui ont laissé en notre mémoire, un souvenir ineffaçable et nous ont engagé à faire connaître
la vie intime d'un établissement, où le chiffre des décès
durant ces dernières années oscilla entre 120 et 150 par
an, portant ainsi le taux de la mortalité à 12 et 15 pour 100.
Nous avons vu trois ou quatre enterrements dans une
journée et il n'était pas de jours, à certaine époque, sans
que nous ne fussions réveillés par le gardien chef qui venait
nous annoncer qu'un aliéné avait été trouvé mort dans son
lit. Et pourtant nous nous trouvions dans un site enchan-
teur, loin de la ville et de toute contagion, sur les bords
de la Loire et dans un des plus beaux asiles départemen-
taux, nous disait-on.

Déjà cet asile avait attiré autrefois l'attention du
monde médical par l'épidémie, dite de Billod, du nom du
médecin qui la livra à la discussion de l'Académie. Dès

cette époque, ce Directeur de l'Asile de Ste-Gemmes par-
lait de maladies spéciales aux aliénés et se gardait bien
de mettre sur le compte du mauvais hygiène l'apparition
de cette affection nouvelle en France.

Comment sont donc traités les aliénés dans cet asile ?
Tel sera l'objet de ce modeste travail. Puisse-t-il éclairer
ceux qui conservent quelque illusion au sujet des conditions dans lesquelles se trouvent ces malheureux, que la
société prive de leur liberté et auxquels elle doit bien en
échange tout au moins le bien-être.

Nous sommes, il est vrai, dans un département, où les
idées actuelles d'émancipation des aliénés pénétreront
lentement. L'angevin reste toujours caractérisé par cet
épithète de « mollis » que lui donnait un auteur latin.
Attaché à son terroir, il considère comme un mal toute
tendance nouvelle ; il reste, ce qu'il a toujours été, soucieux
de ses propres intérêts et ne fait rien que n'eussent
approuvé ses ancêtres.

Aussi poussera-t-il toujours les hauts cris, lorsque
quelqu'un viendra l'engager à suivre l'exemple de certains
départements qui ont mis à l'ordre du jour la question de
la suppression des asiles pour certaines catégories d'aliénés. Lui montrer la vie familiale, telle qu'elle se pratique
à Dun-sur-Auron, le bonheur de ces aliénés, se sentant
déchaînés, l'amitié qui unit peu à peu le fou à sa nouvelle
famille, la sécurité de ce système démontrée par la statis-
tique (1. Rien n'y fera.

(1) « Avec un service de 700 aliénés et un mouvement d'entrée de
huit à neuf cents malades, il n'y a pas eu un accident, pas un
seul...

..... J'ai la conviction que l'avenir de l'hospitalisation de la folie

Le fou est la bête noire, qu'on doit maintenir avec la camisole, les entraves aux pieds et ficelé étroitement sur un lit de paille. Ce n'est qu'à cette condition que la société peut dormir tranquille.

On ignore que « liberté ne signifie pas impunité, ni

est dans l'abandon de la méthode d'isolement pour la méthode de liberté et l'open door.....

..... Dans mon service ceux qui se sauvent ne sont pas les aliénés employés dans la campagne qui n'est pas clôturée, mais les malades utilisés dans les bâtiments de l'asile qui, eux, sont clôturés. »

Dr Marandon de Montyel.

« Les résultats ont été si satisfaisants, que dans sa dernière session le Conseil général de la Seine ne s'est pas borné à demander l'extension de la colonie à l'augmentation du nombre des malades, mais il a émis formellement le vœu d'en généraliser les bienfaits par l'installation d'une annexe destinée aux hommes. »

Dr Brousse, Rapport au Conseil général.

« Vous le voyez, Messieurs, tel ce philosophe qui démontrait le mouvement en marchant, telle la colonie de Dun-sur-Auron, créée en 1892, comme un modeste essai d'hospitalisation de vieillards, destiné à diminuer l'encombrement des asiles a, par la force même des choses et sans qu'on puisse lui reprocher d'accidents sérieux, prouvé l'utilité de la colonisation familiale pour le traitement de certaines formes de l'aliénation mentale. »   *Ibid.*

« De même que tel paysan qui, poussé par le chômage, sollicite dans nos asiles une place d'infirmier, de même les villages entiers, ruinés par certaines éventualités économiques ou industrielles, s'offrent à nous comme gardiens collectifs pour certaines catégories de nos malades.

Au bout de quelques années, les uns comme les autres deviennent des professionnels. L'expérience a été faite à Dun-sur-Auron même pour les gâteux. » *Id.*

« L'examen du traitement par le lit, de la pratique de l'open door, du succès de notre colonie familiale, suffira à démontrer au Conseil que les procédés d'hospitalisation des aliénés sont divers comme les espèces médicales qu'ils présentent. Tel relève de l'hôpital, tel autre de l'hospice; un troisième de la colonie de travailleurs, un quatrième de la colonie familiale. » *Id.*

indiscipline » comme le dit le docteur Marandon.

On dorera cette prison ; on construira des bâtiments neufs avec de belles sculptures pour flatter l'œil du visiteur ; on dépensera des centaines de mille francs pour un même pavillon, de façon à pouvoir faire dire de l'asile, c'est un asile modèle. La cage sera aussi belle que possible, mais la porte en restera close. Malgré les séductions factices de si beaux monuments, les aliénés, qui sortent des maisons de détention pour entrer à l'asile, ne cesseront de regretter, comme ils le font tous, la prison d'où on les a fait sortir et demanderont toujours à y retourner.

« L'atmosphère parisienne fatale aux préjugés, morbide aux vieilleries (1) » n'est point respirable dans notre pays. Les « jeunes, les aliénistes d'avant garde » sont peu écoutés. Et pourtant, nous voulons encore espérer voir détruire ces bastilles et c'est pourquoi nous avons considéré comme un devoir de jeter quelque lumière dans ce chaos d'ombres, qu'est un asile comme celui du Maine-et-Loire. Constatez le peu de bruit que font toutes ces épidémies qui, si elles survenaient dans une caserne, donneraient lieu à la mobilisation du personnel de santé. On ne sait ici ce qui se passe que lorsqu'il n'y a plus moyen de le céler ; c'est ainsi que deux mois après le début de l'épidémie de béribéri, on commençait à aviser le conseil d'hygiène.

Mais dira-t-on, les inspecteurs des asiles ? Ces messieurs ont trop à faire et puis leur visite est annoncée à l'avance ; on s'y prépare de longue date ; le jour de la réception

(1) Docteur Bourneville.

tout est brillant. Ce n'est pas en quelques heures, d'ailleurs, qu'ils peuvent se rendre compte des défauts d'une maison de mille personnes. Ils ne savent que ce qu'on veut bien leur dire ; car, ici, le médecin couvre le directeur, puisque ces deux fonctionnaires ne font qu'une même personne. Qu'ils n'aillent pas s'adresser au personnel ! Ce dernier sait trop bien quelles seraient les conséquences de ses moindres paroles contre l'administration. Qu'ils n'aillent pas non plus s'adresser aux malades ! Ils ont tous des idées de persécution, ceux qui se plaignent du régime actuel.

« L'heure n'est-il pas enfin venue, comme le dit le docteur Vallon, de traiter les aliénés en malades. »

Nous avons divisé notre travail en trois chapitres.

I. — *Les médecins.* Rapports des médecins entre eux, avec leur personnel, avec leurs malades.

II. — *Personnel des gardiens et gardiennes.* Rapports des gardiens et gardiennes avec les médecins et avec les malades.

III. — Hygiène des malades.

I. — LES MÉDECINS

L'asile de Maine-et-Loire renferme 900 à 950 aliénés (hommes et femmes). Un Directeur-Médecin en chef est à la tête de l'établissement ; il a sous ses ordres un médecin-adjoint et deux internes.

Directeur-Médecin. — Le médecin en chef est chargé de présider tous les matins, le cortège médical, qui parcourt les services à la vapeur. Neuf cents malades passent devant ses yeux en deux heures de temps : c'est alors une distribution ininterrompue de bains, de purgatifs, d'admonestations, etc., comme cela se passait en 1830 et comme cela s'est toujours passé dans cet asile.

« Des évacuations sanguines, un exutoire, un purgatif, le sulfate de quinine font sentir au mélancolique toute l'absurdité de ses idées fixes, lui rendent la tranquillité et dissipent ses idées chimériques [1] ».

« C'est surtout par la crainte de la douleur, de la douche, des affusions froides, de la camisole de force, des entraves, des ventouses, des moxas, par l'ascendant de sa personne

(1) MOREAU, *Thèse*, 1830.

que l'on dompte les monomaniaques les plus obstinés et les moins traitables. 1 ».

Rien n'est changé : on y a seulement ajouté la cellule de punition et le tartre stibié.

« Le traitement moral consiste à faire aux aliénés des représentations sur le désordre de leurs actes et sur le sujet de leur délire 2 . »

Aussi pouvons-nous répéter avec le docteur Leuret : « Ainsi vous enfermez un aliéné, vous lui mettez la camisole, des entraves, vous l'affublez d'une blouse, vous le fixez dans une boîte, j'allais dire dans une bière et vous appelez cela faire du traitement moral ! On dirait, à les entendre qu'un homme aliéné est un squelette agité par des muscles et que, pour le rendre à la raison, il suffit de l'empêcher de se mouvoir à force de le garroter. »

Après la visite, on amène les entrants ; « on regarde le certificat, on daigne se préoccuper si l'état du malade n'est pas trop discordant avec le diagnostic porté par le médecin antérieur et on fait un certificat constatant des symptômes semblables à ceux observés par le médecin antérieur. Que devient alors le malade? Il est mis au rang des aliénés pour en grossir le nombre, il fait partie dorénavant de cette collectivité où tous, du premier jusqu'au dernier, sont des inconnus pour le médecin, quelque peu connus pour le chef de quartier 3 . »

Les directeurs-médecins, par le fait même de leurs doubles fonctions, cessent d'exercer sur les aliénés l'in-

(1) Docteur CALMEIL, médecin à Charenton.
(2) Docteur MALHERBE (1833).
(3) Docteur LA FILLIATRE.

fluence salutaire que doit exercer le médecin. Pour ces derniers, ce sont les « patrons », comme ils les appellent et beaucoup ne veulent point par suite se confier à eux ; ils les redoutent à cause de l'éclat qui les entoure ; quoique les médecins fassent, ce sont toujours les persécuteurs et il leur est bien difficile, sinon impossible, de « mériter la confiance des malades, même en se montrant « bons, affectueux, dignes en toute circonstance et à la hauteur de leur mission » et « en évitant de les contrarier », comme le dit le docteur Péon, dans son rapport de 1873 (asile de Cadillac).

Absorbés par les fonctions administratives, en but aux tracasseries financières, préoccupés de savoir si les travaux en cours marchent bien, les directeurs-médecins ne peuvent apporter à la visite tout le soin qu'elle réclame ; ils sont obligés d'y manquer nombre de fois ainsi que l'attestent les cahiers de visite. Ils ne connaissent point les aliénés qui sont sous leur direction ; aussi leur étonnement est grand de trouver une amélioration notable chez des malades qu'ils avaient perdus de vue depuis leurs certificats de quinzaine. Seuls sont connus d'eux les agités incessants qu'il faut faire dormir et les malades en traitement pour des affections aiguës dans les infirmeries.

Qu'en résulte-t-il ? C'est que bien loin d'améliorer, le séjour à l'asile accentue la marche vers l'état chronique. Les affections organiques passent inaperçues et l'on trouve, un jour, condamné sans remède possible tel individu dont la maladie, traitée à temps, aurait pu être guérie.

Aussi ne faut-il point s'étonner de voir de plus en plus, les médecins redouter pour leur clientèle le séjour à l'asile et conseiller le traitement dans des maisons particulières.

Médecin adjoint. — On nous objectera que le médecin en chef possède sous ses ordres un médecin capable de le suppléer. Nous ne pouvons mieux faire pour montrer l'inutilité du médecin adjoint que de citer les pages suivantes du docteur Sérieux, dont la compétence en cette matière est indiscutable: elles s'appliquent à la lettre à l'asile de Maine-et-Loire :

« Il suffit d'avoir quelque peu vécu dans un établissement d'aliénés pour être édifié sur la question des médecins adjoints. L'institution de l'adjuvat ne soutient pas la critique : ce n'est qu'un fallacieux trompe-l'œil. Il n'en est pas moins vrai qu'à lire certains rapports officiels, dont on sait l'optimisme de commande, il semble que tout soit pour le mieux dans les meilleurs des asiles : Le médecin adjoint est un « précieux collaborateur... », le médecin adjoint est « l'alter ego » de son chef de service..., « il accomplit ses fonctions délicates avec zèle et dévouement » etc... Mais laissons les phrases sonores et les clichés mensongers qui font hausser les épaules aux gens bien renseignés et voyons les faits.

En province, le médecin adjoint n'a été et n'est souvent encore qu'une simple « figuration ». Inapte — de par le règlement — à rédiger un certificat, à instituer un traitement, à prendre une décision, même insignifiante, rigoureusement soumis au contrôle de son supérieur hiérarchique, qui renchérit souvent sur les rigueurs du règlement, dépouillé de toute autorité, privé de toute responsabilité et de toute initiative, le médecin-adjoint est tenu à l'écart d'une façon systématique.

Cet abaissement du médecin adjoint est-il suffisamment justifié par la nécessité de maintenir intacts l'autorité et le prestige du chef de service ? On sait que c'est à ces fétiches absurdes qui ont nom : *autorité*, *prestige*, *hiérarchie*, qu'on sacrifie impitoyablement les intérêts les plus sacrés : ceux des malades, ceux de la science, ceux de la dignité professionnelle ».

En réalité, entre le médecin en chef et les internes dont les emplois respectifs sont nettement définis, ce fonctionnaire sans rôle déterminé, qu'on appelle le médecin-adjoint, n'a pas sa raison d'être ; c'est un rouage qui se meut dans le vide, quand il n'empêche pas le jeu normal du mécanisme. En vain, on a cherché pour lui de chimériques attributions et je ne sais quelle collaboration : on n'a jamais trouvé la solution de ce problème insoluble.

Aussi bien tout ce qu'on demande au médecin-adjoint c'est de faire acte de présence, de « suivre » une visite, qui n'a parfois de médical que le nom, de tenir son rang dans le cortège du chef suprême et de jouer son rôle de personnage muet. Peut-on s'étonner si, dans une situation aussi infime, le médecin-adjoint en arrive, peu à peu, à se désintéresser d'un service où ses attributions sont nulles et même à prendre en dégoût une tâche pénible, pour ne pas dire humiliante.

Il a tort, dira-t-on. D'accord ! Mais enfin, il est homme, il est médecin aussi, et à ce double titre, il souffre d'une condition anormale et ridicule.

Il lui manque ce stimulant précieux : le sentiment d'une responsabilité. Il accomplit, sans doute, avec exactitude les obligations qui lui sont imposées par le règlement —

je veux dire qu'il *suit la visite*, et nous savons ce que signifient ces mots — mais est-ce suffisant, et les malades n'eussent-ils pas gagné à voir donner libre cours au zèle, à l'initiative, à la curiosité scientifique de jeunes médecins impatients de travailler librement dans le champ illimité des investigations cliniques ?

Certains chefs de service, ne se dissimulant pas combien une pareille situation était lamentable et combien vaine était cette hiérarchie médicale, ont tenté, nous dit-on, d'utiliser d'une façon effective leur médecin-adjoint.

Quelque louables que soient les tentatives de ce genre, qui témoignent d'une largeur d'esprit et d'un sentiment de bonne confraternité exceptionnels, elles n'en ont pas moins un grave défaut.

Ce ne sont que des mesures gracieuses, octroyées aujourd'hui, révocables demain, sans autre forme de procès. Pour en bénéficier, il faut être *persona grata*. C'est le régime du bon plaisir. Cette définition suffit à le condamner.

Au mal que nous signalons, il y a qu'un remède : donner aux médecins-adjoints un service indépendant, une section autonome. Cette solution effraye, paraît-il, quelques esprits. On fait sonner bien haut la nécessité d'un stage, d'un apprentissage. Admettons-le. Mais cette période de stage que l'on exige d'un ancien interne, reçu médecin des asiles au concours, doit-elle être de durée illimitée ? Est-il admissible qu'elle puisse, comme on le voit habituellement, se prolonger pendant huit ans, dix ans et davantage ? Le premier médecin venu peut, n'eût-il qu'une connaissance très superficielle des maladies mentales, accomplir un acte très grave : signer un certificat à fin d'internement dans un asile d'aliénés.

Mais s'agit-il du médecin d'un établissement public, d'un fonctionnaire dont le concours et les titres scientifiques garantissent la compétence spéciale, on se refuse, eût-il dix ou douze années d'expérience, à le reconnaître capable de prendre la décision la plus insignifiante ! On hésite à lui confier une centaine d'idiots, de déments ou de paralytiques gâteux !

On s'entête, de parti pris, à se priver des services qu'il peut rendre ; on ne veut point de ce remède aux conséquences déplorables de l'encombrement ! Et cependant, nombre de malades, nous ne craignons pas de l'affirmer, deviennent incurables, faute d'avoir été méthodiquement traités ! Qui oserait soutenir, à l'heure actuelle une thèse aussi peu défendable et à laquelle le Conseil général de la Seine, l'Administration préfectorale du même département et le Ministère de l'Intérieur ont récemment infligé un démenti retentissant ?

L'Institution de l'adjuvat n'est pas seulement inutile : elle est encore une source de conflits dont les malades sont les premiers à pâtir. Ce serait, en effet, mal connaître la nature humaine et les susceptibilités très légitimes de la dignité médicale, que d'espérer de bons résultats de cette singulière association de deux médecins, parfois d'âge presque égal dont l'un est tout et l'autre rien. Que l'on ait affaire à un chef de service ombrageux, ou à un médecin-adjoint, qui supporte impatiemment une situation insupportable, qui ne sache pas se résigner à ce rôle de « suivant » indéfiniment prolongé, alors la fameuse *invidia pessima médico-*

rum aura beau jeu pour sévir. De là, des froissements, des jalousies, des taquineries misérables, des inimitiés enfin éclatant entre confrères qui, s'ils avaient évolué chacun dans leur sphère respective, n'auraient eu l'un pour l'autre que des sentiments d'estime et de bonne confraternité. Et tout cela tient moins encore aux infirmités de caractère des personnalités en présence qu'à l'organisation absurde — il faut dire le mot — du service médical, à la hiérarchie surannée injustifiée qui, plaçant un médecin sous la dépendance entière d'un autre, fait de tous deux inévitablement non des collaborateurs, mais des antagonistes. L'adjoint, ainsi que le dit M. Marandon de Montyel dans un excellent article, sort de cette période d'épreuve, aigri, car il a souffert tout le temps du rôle niais qu'il a joué, et, goutte à goutte, son âme s'est imbibée de fiel. Ajoutons que la situation morale pénible faite aux adjoints a encore un autre inconvénient, celui d'éloigner de la carrière des asiles nombre de médecins qui ne sauraient se résigner à un emploi aussi subalterne.

Mais nous n'en avons pas fini avec les néfastes conséquences de l'organisation actuelle de l'adjuvat. Nous avons prouvé ailleurs que les malades n'étaient pas soignés et qu'ils ne pouvaient pas l'être, malgré tout le dévouement du personnel médical ; — nous pourrions montrer le médecin en chef trop souvent absorbé par les mille détails de la police intérieure, pris tout entier par sa tâche d'administrateur, pour ne pas dire de surveillant général, incapable de faire œuvre de médecin et exposé à devenir, par la force des choses, une machine à certificats, suivant un

mot qui restera ; — nous avons mis en évidence l'inutili-
sation systématique des médecins-adjoints et cherché à
démasquer la duperie des conceptions qui font de l'adjuvat, suivant les uns, une collaboration médicale efficace,
suivant les autres un noviciat indispensable au point de
vue des connaissances administratives. Ce n'est pas tout.
Ce ne sont pas seulement les malades qui souffrent du
pernicieux régime actuel, mais les médecins eux-mêmes.
Il nous faut dire maintenant l'action dissolvante et démo-
ralisatrice de l'adjuvat.

L'absence d'initiative et de tâche définie, l'accomplisse-
ment quotidien durant des années et des années, d'une
besogne inutile et fastidieuse, tout cela n'est pas sans
exercer sur « l'état d'âme » des jeunes médecins-adjoints
une influence déplorable, non seulement dans le présent,
mais encore, comme nous allons chercher à le montrer,
dans tout le cours de leur carrière. S'en étonner serait
montrer, à notre avis, une connaissance imparfaite des
conditions de l'activité humaine.

Il y a des épreuves bienfaisantes, qui développent la
personnalité dans ses attributs les plus précieux, qui
aiguisent les facultés et qui trempent les caractères ; on
en sort meilleur et aguerri. Il en est d'autres, au contraire,
qui amoindrissent ceux qu'elles frappent, qui dissolvent
les bonnes volontés et énervent à jamais leurs victimes.
Ce sont surtout celles-ci que le médecin-adjoint est trop
souvent appelé à subir. Confiné en pleine période d'énergie
et d'ardeur dans un rôle subalterne, ne pouvant exercer
son activité sans empiéter sur les prérogatives de son
supérieur hiérarchique ou sur les attributions des internes,

sans sphère autonome et sans responsabilité; ayant le
sentiment, et des services qu'il pourrait rendre comme
tout autre médecin consciencieux, et de l'impuissance à
laquelle on le condamne, astreint à une tâche vaine et déri-
soire, fonctionnaire sans fonctions et médecin sans malades,
l'adjoint en arrive, presque fatalement à se désintéresser
d'un service où l'ombrageuse autorité de son supérieur
hiérarchique ne lui a souvent laissé remplir qu'un emploi
ridicule.

Aigri par les décevantes réalités de sa condition, il prend
en dégoût une carrière qu'il avait embrassée plein d'illu-
sions. Cet état de choses a pour résultat la perte des habitudes de travail. Sans doute, il est des esprits qui, dans les
conditions les plus défavorables, savent néanmoins pour-
suivre malgré tout, et d'un pas résolu, la voie qu'ils se sont
tracés. Sur ces individualités énergiques, le milieu n'a
point de prise; et alors que tout conspire contre elles, on
les voit, grâce à une volonté tenace et une persévérance
soutenue, réussir à garder intacts l'amour de l'étude, le
goût des recherches désintéressées, et, pour tout dire en
un mot, cette curiosité de l'esprit sans laquelle notre profession perd de sa beauté. Mais laissons de côté ces cas
particuliers, pour envisager ceux plus nombreux, qui nous
montrent les velléités d'action et de travail des médecins-
adjoints rendues stériles faute d'un milieu favorable.

Le labeur intellectuel est, à vrai dire, chose pénible en
l'absence d'entraînement. Ce qui le prouve, c'est que, dans
toutes les carrières, ceux qui ne se contentent pas de l'exé-
cution quasi automatique des actes professionnels, mais
qui cherchent au-delà du cercle étroit des occupations

routinières, ceux-là sont rares. Aussi, de puissants stimulants sont-ils habituellement nécessaires pour entraîner dans les sentiers ardus des recherches scientifiques, un homme jeune que d'autres appels sollicitent. Ces stimulants, c'est l'émulation, le désir de l'approbation, le souci de l'opinion publique ; c'est le commerce quotidien avec des maîtres ou des collègues s'intéressant aux questions de la spécialité ; c'est la préoccupation d'une lourde responsabilité ; c'est l'ambition. Aucun de tous ces facteurs utiles n'intervient dans la plupart de nos asiles. Le médecin-adjoint vit isolé dans un entourage où les choses médicales sont rejetées au second plan, parfois même complètement négligées, et, qui plus est, dédaignées. Éloigné souvent de tout centre scientifique, il ne trouve même pas, dans certains établissements — moins favorisés sous ce rapport que les asiles du Japon — une bibliothèque et un laboratoire convenables. Sans contact direct avec les malades, les familles et l'administration, sans responsabilité, sans collègue avec qui échanger des idées, le médecin-adjoint sait qu'on le verrait parfois avec mauvaise humeur entreprendre des recherches cliniques ou thérapeutiques, qu'on ne réclame de lui qu'une chose, c'est l'assistance, une heure durant, à la visite, où sa présence n'a d'autre but que d'en rehausser la solennité. Il sait qu'on lui saura gré de son effacement et de sa paresse et qu'on le félicitera de son indifférence.

Il n'ignore pas, d'autre part, qu'on ne lui tiendra aucun compte, pour son avancement, ou pour le choix des postes, de son œuvre scientifique. Tout conspire à éteindre en lui le feu sacré. Privé de ces stimulants indispensables, sachant que rien ne récompensera les efforts qu'il aurait la

velléité de faire. le médecin-adjoint, après avoir invaria-
blement pensé à donner sa démission, prend le parti de
renoncer à des tentatives inutiles, et de se laisser vivre,
en remettant à des jours meilleurs la faculté de ses goûts
de travail.

Cependant, les années s'écoulent, à tout jamais per-
dues....et ce sont celles qui auraient pu être les plus fruc-
tueuses au point de vue de l'instruction psychiatrique ;
les plus fécondes en recherches originales, celles aussi où
ignorant encore les préoccupations de l'âge mûr, les
exigences familiales et mondaines. on est le plus, capable
de travaux désintéressés.

Cette phase de paresse — il faut bien lui donner son
nom — est grosse de dangers quand elle se prolonge
pendant plusieurs années. « Nul pouvoir, a-t-on dit, ne
s'affaiblit plus tôt par manque d'exercice que celui de
l'effort personnel ». Là, comme ailleurs, la fonction fait
l'organe, et du défaut de fonctionnement résulte l'atrophie
de cet organe. Par suite de cet amoindrissement de
l'énergie volontaire, il arrive un moment où toute activité
intellectuelle est désormais inutile ; on a perdu l'habitude
et le goût du labeur quotidien. Au début, on a souffert de
cette inertie, peu à peu on s'y habitue ; plus tard, l'action
devient douloureuse, puis impossible. Tels ces membres
longtemps immobilisés qui s'ankylosent et s'atrophient.
C'est en vain qu'on projette tel ou tel travail ; à n'avoir
que des préoccupations extra-scientifiques, on n'est bien-
tôt plus capable d'en concevoir d'autres.

Après quelques années d'inaction, tous les ressorts de
la volonté sont rouillés, ces forces employées se sont usées

à ne pas servir. Au lieu de gouter les joies saines de l'activité librement déployée, le médecin-adjoint, écœuré du rôle humiliant qui lui est imposé, est plein de l'amertume secrète d'années à jamais gaspillées. Découragé, il tourne alors parfois dans le cercle étroit des préoccupations médiocres. Il rumine des récriminations stériles. Et quand, après dix années d'une compression pareille, quand, une fois chef de service, il pourrait se mettre à l'œuvre, il se trouve qu'il est trop tard, qu'il ne peut plus, qu'il ne sait plus, qu'il ne veut plus travailler. C'est là, pensons-nous, une des causes prépondérantes de la stérilité extraordinaire de la plupart de nos asiles, au point de vue des productions scientifiques. La déplorable stagnation psychique que nous avons exquissée a porté ses fruits, qui s'appellent le découragement, le pessimisme, la stérilité, l'incuriosité.

Devenu directeur, notre médecin sera peut-être un excellent administrateur, mais, à moins qu'il n'ait eu en partage une personnalité robuste et une maîtrise de soi, qui lui aient permis de résister à l'action dissolvante de sa condition, le médecin, le clinicien, l'homme de science, ne sont-ils pas inévitablement amoindris en lui?

Ajoutons, chose pénible à dire, que le souvenir des longues années d'adjuvat est loin de préparer le futur chef de service à une attitude plus cordiale, plus confraternelle envers son adjoint. C'est, en effet, une infirmité humaine — et des pires — que cette triste façon de représailles, que ce besoin de faire subir à d'autres — et à des gens qui n'en peuvent mais — les épreuves que nous avons subies et contre lesquelles jadis nous protestions. C'est l'éternelle histoire des brimades. Et l'adjoint qui aura été le plus mal traité, que ses années d'adjuvat auront le plus aigri, sera aussi le plus autoritaire des chefs de service.

La conclusion de ce qui précède, c'est qu'il y a dans nos asiles, où cependant le nombre des médecins est si insuffisant, un gaspillage systématique et permanent de forces vives et de bonnes volontés. L'organisation actuelle du service médical doit être complètement remaniée. Une des réformes les plus urgentes — *réforme qui ne coûtera pas un centime* — est l'attribution aux médecins-adjoints d'un service autonome.

Il suffira d'un trait de plume pour réaliser cette mesure généreuse et féconde, pour doubler ainsi le nombre des médecins traitants, mettre fin à un état de choses néfaste pour tous, malades et médecins, et pour transformer nos « renfermeries » de fous en établissements hospitaliers. La suppression de l'adjuvat voilà le Delenda Carthago des aliénistes soucieux de la dignité professionnelle, voilà ce que ne cesseront de réclamer ceux qui pensent que le budget départemental n'est point fait pour offrir aux chefs de service le luxe d'un état-major médical inutile.

Internes. — Cette question a été discutée au congrès qui se tint à Angers, il y a deux ans. Pour favoriser le recrutement de bons internes, les uns voulaient qu'on ne prît comme internes que des étudiants pourvus de leurs seize inscriptions et même libres de tous examens : d'autres demandaient que l'internat des asiles comptât comme stage hospitalier, etc., etc.

Quoi qu'on fasse, le recrutement des internes sera toujours difficile, dans les conditions actuelles. L'étudiant n'apprend rien à l'asile ; il y prend, au contraire le plus fréquemment, des habitudes de paresse qui nuisent à la continuation de ses études, quand parfois elles ne l'empêchent pas d'aboutir. Il faut avoir une véritable force d'âme pour y produire un travail utile. Que faire dans des services de 500 malades ? Se croiser les bras et ne rien faire, voilà le parti que prennent tous les internes.

II. — Personnel des gardiens et gardiennes.

Les gardiens et gardiennes sont en général des gens qui, manquant un jour de travail, ont quitté leur profession et sont venus, comme dernière ressource, offrir leurs services au directeur; ils apportent à leurs nouvelles fonctions, un caractère aigri par leurs misères antérieures. Il suffit d'avoir passé quelque temps dans les asiles pour être édifié à ce sujet.

Reçoivent-ils un coup d'un malade, ils en rendent deux qui portent sérieusement pour se défendre. Les soufflets sont à l'ordre du jour. Les luttes pour mettre la camisole ou les manchettes laissent après elles des traces durables et les ecchymoses consécutives témoignent de la vigueur musculaire des infirmiers. Il est fréquent de voir les aliénés revenir à leurs services, pliant sous le poids de lourds fardeaux, tandis que, derrière eux, le gardien ou la gardienne vient tranquillement, les mains derrière le dos. Les malades sont leurs serviteurs, ils leur commandent d'une voix hautaine et en accompagnant leurs commandements de mots outrageants et grossiers. Heureux encore, s'ils ne les frappent pas!

Combien avons-nous souvent entendu dire à des gardiens en parlant d'un aliéné difficile :

« Voyez donc si cet homme me craint ! Il sait bien ce qui lui arriverait s'il m'approchait. »

Durant notre internat, un des gardiens, nouvellement arrivé à l'asile et mis dans le quartier des agités, ne trouvait rien de mieux, pour faire rentrer les aliénés, confiés à sa garde, que de les pousser violemment les uns après les autres ; l'aliéné R..., dont les mains étaient enserrées étroitement par les manchettes, tombe, sous cette impulsion, la tête sur le bord du trottoir. Appelé aussitôt, nous trouvons le blessé sans connaissance : un écoulement de liquide céphalo-rachidien se fait par les fosses nasales. Il meurt cinq jours après et l'autopsie démontre qu'il avait une fracture à la base du crane. Le gardien est rentré dans ses foyers.

Ces actes de brutalité sont fréquents, malheureusement, tant dans le service des femmes que dans celui des hommes. Chassés d'un asile, les gardiens rentrent dans un autre et font ainsi leur tour de France. Malgré les fréquentes expulsions, le mal ne diminue pas. Le personnel change d'une façon continuelle, au grand détriment des malades. Ils sont rares ceux qui restent six ans ou huit ans à l'asile. Aussi, ne faut-il point compter sur eux pour être renseigné d'une façon efficace sur l'état des aliénés : ils ne savent pas observer ceux qui sont confiés à leur garde et c'est par le plus grand hasard que le médecin, dans sa visite précipitée à travers les services, jetant les yeux sur un aliéné, s'aperçoit du début d'une maladie et le fait passer à l'infirmerie,

On a reproché de tous temps aux directeurs de ne point assez multiplier les jours de sortie de leur personnel : ce reproche est assurément fondé : il faut soustraire souvent les gardiens au triste milieu dans lequel ils vivent et non les condamner à séjourner, un mois durant, parmi les aliénés, sans sortir de l'établissement. Cette situation contribue à aigrir davantage le caractère de ces jeunes gens qui constituent en majeure partie le personnel des gardiens. Ils devraient être, à ce point de vue, aussi favorisés que les gardiens des prisons. On permet à ces derniers de se marier, de coucher à leur domicile une semaine sur deux. Serait-il donc impossible d'accorder les mêmes droits au personnel des gardiens d'asile ? Il faudrait, il est vrai, augmenter leur nombre insuffisant actuellement.

Cet état de choses a été bien mis en lumière par le docteur Toulouse : « Le défaut de l'organisation, dit-il, est dans le surmenage imposé à l'infirmier et dans son manque de liberté. . . . . Il doit quinze heures de service effectif et vingt-quatre heures de présence par jour. . . . . La nuit, l'infirmier doit rester avec les malades, entendre leurs cris, être à la disposition du veilleur. S'il est marié, il ne voit souvent son épouse que durant quelques heures de jour et seulement 3 ou 4 fois par mois. Cette discipline abusive et inutile l'écrase et le pousse à chercher ailleurs un emploi souvent moins rémunérateur mais où, au moins, il pourra jouir de ses droits de citoyen et de père de famille. Aussi, la sélection se fait-elle à rebours de l'initiative, du mérite et de l'instruction. Nous ne conservons guère que les moins doux . . . . Qu'on augmente le nombre des gardiens. .

. . . . Que l'on supprime le plus possible cette compli-cation de bons (de sortie). . . . . Que les gardiens ne soient pas tous logés dans les quartiers, ce qui est inutile et *immoral pour les agents mariés.* »

Qu'il nous soit permis en terminant, d'émettre le vœu que les gardiens ne soient désormais plus distraits de leurs services. Nous réclamons la suppression du favo-ritisme, qui guide trop souvent dans la répartition des gratifications allouées au personnel. Les gardiens au ser-vice des malades et non à celui de l'administration.

III. — HYGIÈNE

Les deux grands ennemis de l'hygiène, dans un asile comme celui dont nous parlons, sont, à notre avis : 1° L'encombrement; 2° La nécessité où se trouve un Directeur qui veut passer pour un bon administrateur près de son maître, le Conseil général, la nécessité dis-je, de réaliser le plus d'économies possibles.

Encombrement. — « Nous pensons qu'un asile de 100 à 150 aliénés suffit pour occuper entièrement le médecin-directeur ; si l'on objecte contre notre opinion la raison d'économies, nous répondons que l'économie ne doit pas prévaloir sur l'intérêt des malades, de leurs familles et de la société. » Falret, 1864.

De fait, 950 aliénés sont difficilement soignés par un seul médecin ; je ne parle pas bien entendu du médecin-adjoint dont l'unique fonction consiste à approuver les prescriptions de son chef.

Aussi ne faut-il point s'étonner de voir ces aliénés entassés, comme ils le sont, aux mépris de ces soi-disant divisions en épileptiques, idiots, agités, etc., etc. Chez les idiots, on rencontre des délirants alcooliques; le quartier des gâteux renferme des épileptiques qui, au moment de leurs crises, portent souvent des coups terribles à leurs inoffensifs camarades ; le quartier des agités reçoit ceux qui ont manifesté l'intention de s'évader ; il suffit qu'un aliéné urine deux ou trois jours de suite au lit pour passer dans le quartier des gâteux, où il se perd au milieu des déments et des gâteux. Et, c'est ainsi que l'on range les aliénés plutôt selon les besoins du service que selon leur affection mentale. « Ils sont répartis dans des sections de 50 à 60 malades chacune, catégorisés non pas cliniquement, mais en gâteux, agités, semi-agités, tranquilles et travailleurs. On voit bien que c'est là une classification d'infirmier, mélangeant les variétés les plus disparates et les confondant. » D' Le Filliâtre.

« L'asile encombré rend donc certaines cures difficiles ; je prétends que cet encombrement peut nuire dans certains cas, aggraver l'état de certains internés» D' Brousse.

On s'étonne parfois du nombre croissant d'aliénés à l'asile. Dans un pays de vignobles, comme l'Anjou, il faut s'attendre à trouver l'alcoolisme exerçant de plus en plus ses ravages, et à voir augmenter le nombre des dégénérés. Il est si facile, en outre, avec les lois actuelles d'interner un individu. A l'encontre de certaines familles qui attendent qu'il n'y ait plus d'espoir pour demander l'admission, certaines autres y mettent une bonne volonté par trop évidente ; le moindre prétexte leur est bon pour se défaire d'un parent dont la surveillance pourrait être ou coûteuse, ou gênante. A voir arriver à l'asile certains fous, on serait tenté de croire au danger qu'il y a de les approcher ; l'étonnement est grand de les voir, calmes et résignés, se plaindre des sévices exercés sur eux et des persécutions de la famille ; certains sont amenés en charrette, ficelés comme un paquet avec des cordes étroites, les vêtements en lambeau, sales, porteurs de contusions multiples.

Outre les familles, les maisons de retraite cherchent également à se débarrasser de leurs malades, devenus indigents, et les envoient à l'asile au premier acte de démence. L'asile est devenu un hospice.

Nous avons montré la manière d'agir des familles et des maisons de retraite, nous aurions à faire les mêmes critiques au sujet de la conduite de certaines municipalités ; et à ce sujet, nous nous rappelons un maire qui, après avoir fait interner un individu, s'opposait énergiquement au retour de cet aliéné guéri dans sa commune. Les lettres, qu'écrivait ce digne magistrat à toutes les autorités successivement, dénotaient une crainte qui faisait sourire. Heureux encore ! cet aliéné avait un frère chez lequel il a pu se retirer et vivre tranquillement loin de son pays natal.

On voit donc que, s'il est facile d'entrer à l'asile, il est difficile d'en sortir Témoins tous ces aliénés guéris qui encombrent les quartiers . Il faut, pour faire passer la porte à un ancien fou, trouver des personnes qui consentent à se charger de lui ; et c'est une tâche ardue. La famille ne veut souvent plus de son parent et l'amitié ne va pas jusqu'à répondre de sa surveillance. Le Directeur, « par prudence, par crainte de responsabilités à encourir, par humanité pour des êtres qui vont, s'ils sont renvoyés, se trouver sans protection » hésite à faire partir « un certain nombre de malades guéris ou suffisamment améliorés » (1).

(1) Docteur Paul Brousse.

Alors ces malheureux vieillissent à l'asile où on les emploie aux travaux extérieurs.

Partout des sociétés de patronage se sont fondées pour les individus sortis de prison. Ne serait-il donc pas possible de fonder des sociétés de patronage pour les aliénés guéris ou inoffensifs ? Ces sociétés se chargeraient de placer les anciens fous et veilleraient à leurs besoins ; elles remplaceraient, en un mot, les familles lorsque celles-ci refusent de s'en occuper ; elles garantiraient ainsi les aliénés de la misère, cette « voisine de l'aliénation », ainsi que l'appelle le docteur Brousse. « La vie de l'asile est une vie artificielle, antisociale et parconséquent immorale. Elle a tous les inconvénients de la promiscuité, si complète chez nous, où les prostituées sont mêlées aux filles vierges et chastes (1). » On ne peut donc fonder des sociétés plus utiles.

Il y a certains aliénés qui sont dans l'impossibilité absolue de subvenir à leurs propres besoins et leur famille dans l'indigence, malgré le désir qu'elle aurait de voir chez elle l'un de ses membres malheureux, ne peut prendre une aussi lourde tâche. Ne serait-il pas plus simple et moins cruel de voir le Conseil général allouer à ces familles une subvention qui leur permette de faire vivre chez elles un aliéné inoffensif? 2 . Il y aurait en outre, économie à agir de la sorte.

(1) Docteur Toulouse.

(2) « Il est des aliénés chroniques qui encombrent aujourd'hui les asiles publics, sans profit pour eux-même et au détriment

Économies. — Un directeur-médecin en doit faire à outrance pour être bien considéré. Alors on le regarde comme un bon directeur et un bon administrateur.

Nous n'en finirions pas si nous devions enregistrer tout ce que fait commettre de contraire à la santé des aliénés, cette rage d'économiser. Nous retrouvons sans cesse cette question. Pour donner une idée de son importance, il suffira de savoir que le Conseil général a fait construire avec ces économies un pavillon de pensionnaires de plusieurs centaines de mille francs : cela paraît, au premier abord, incroyable, surtout dans un département où le prix de journée est de 1 fr. 05, alors que dans les asiles de la Seine il est de 2 fr. 10.

Pour atteindre son but qui est de plaire au Conseil général, l'administration prélève sur la viande, le vin, etc., fournis aux malades, une certaine quantité, destinée à augmenter le boni : on pratique le baptême du vin ; on supprime les gilets de flanelle aux indigents ; on les habille en arlequins avec les habits des pensionnaires décédés ou avec les vieux habits des gardiens. L'éclairage est réduit à sa plus simple expression : pas de lumière dans les escaliers où les malades font des chûtes fréquentes ; pas de lumière dans les couloirs : la lanterne du surveillant ou de la surveillante sert à peu près uniquement, de source de lumière. On rationne l'eau nécessaire aux soins de propreté. Pour

des malades à l'état aigu qui devraient prendre leur place ; on pourrait donc sans inconvénient et même avec avantage, les renvoyer au sein de leur famille moyennant une faible rémunération annuelle. »

l'abiet.

éviter d'avoir un gardien, chargé spécialement de l'amphithéâtre, on confie ce poste à l'infirmier en chef, le seul qui sache faire les pansements, etc., etc.

Donc, trop de malades agglomérés dans un même asile et trop d'économies : telles sont, à notre avis les deux grandes causes de la mortalité considérable de cet asile, conséquence naturelle d'un hygiène défectueux.

Nous diviserons l'étude de l'hygiène en deux chapitres : 1° L'hygiène du logement et des dépendances ; 2° L'hygiène de l'alimentation.

1° *Logement.* — Nous ne dirons rien des anciens bâtiments, tant du côté des femmes que du côté des hommes, ces vieilles constructions étant appelées à disparaître, et nous nous occuperons exclusivement des constructions neuves. Il nous sera permis toutefois de regretter cet empressement à construire des pavillons neufs tous les ans à l'asile. Ne vaudrait-il pas mieux construire un hospice pour les chroniques et réserver l'asile pour les aliénés dangereux ou ceux à l'état aigu ? Il restera toujours assez de malades pour occuper les loisirs du médecin.

Les différents pavillons dont se compose l'asile sont tous construits sur un même type. En connaître un, c'est les connaître tous.

De forme élégante, ils flattent l'œil par le dallage des salles de réunion et de réfectoire, le parquet bien ciré des dortoirs, les jardins fleuris, qui forment les cours, l'aération bien comprise des différentes parties du bâtiment.

A côté de ce quasi-luxe nous trouvons des cabinets où les déjections des malades, reçues dans des baquets ouverts à tous les vents, répandent de détestables odeurs,

que le parfum des roses en été ne parvient pas à
corriger. Chaque jour pourtant on enlève ces vidanges ;
des aliénés en corvée sont chargés de cette besogne
et en répandent le contenu tout le long du chemin ;
on les suit à la trace. Les baquets des infirmeries sont
également portés en triomphe tout autour de l'établissement. On devine par suite avec quelle rapidité et quelle
intensité se répandent les épidémies de dyssenterie, fièvre
typhoïde, etc., qui sévissent à l'état endémique dans cet
asile ; car, même en temps d'épidémie, on ne détruit aucu-
nes selles, et, dans la division des femmes, les cabinets
de l'infirmerie sont communs avec ceux d'une division de
tranquilles.

Rien à dire du couchage des aliénés non gâteux ; il est
des plus ordinaires et des plus satisfaisants. Les gâteux
couchent sur la paille ; ce système de couchage offre deux
inconvénients principaux : tout d'abord, il facilite la pro-
duction des escharres, qui acquièrent en peu de temps
d'énormes proportions ; en second lieu, les aliénés peuvent
se blesser avec cette paille nous avons observé un cas de
perforation de la cornée avec fonte consécutive de l'œil,
causée par un fétu de paille que le malade s'y était
enfoncé durant la nuit. Mais la paille coûte peu cher ; de
plus, après avoir servi à cet usage, elle est portée à la
ferme, où on l'emploie à former la litière des vaches.

Au-dessus, et près des services, dominant l'asile, on
trouve les dépendances, véritable nid d'infection ainsi
que l'attestent les nombreux gardiens et gardiennes qui
en sortent atteints de fièvre typhoïde. Chaque année se
signale par des cas nouveaux, qui débutent le plus sou-

vent par le personnel attaché au service des étables ou des écuries. Les morts consécutives à cette affection sont fréquentes. Malheur à celui qui boit du lait non bouilli sortant de la vacherie de l'asile ! C'est pour avoir négligé cette précaution que l'un de nos camarades s'est vu atteint du terrible mal. Et cela se comprend quand on sait quelle est la litière des vaches laitières et quelles garanties de propreté offrent les ustensiles destinés à recueillir le lait, confiés aux soins d'aliénés.

La porcherie, les écuries et les abattoirs avoisinent la vacherie.

Ne serait-il pas possible de déplacer ces dépendances et de les reléguer dans un endroit, situé plus bas que l'asile et éloigné des bâtiments ?

2° *Alimentation.* — A l'asile, on part de ce principe, que tout individu qui ne travaille point a besoin d'une nourriture moins abondante et moins substantielle ; si ce principe peut être soutenu lorsqu'il s'agit de gens, qui possèdent leur intellect intact, il est difficile de le soutenir lorsqu'il s'agit d'aliénés. Il est d'ailleurs à remarquer que les asiles où le taux de la mortalité est le moins élevé, sont précisément ceux où le prix de journée est le plus élevé et par suite, où la nourriture laisse le moins à désirer.

L'aliéné a besoin d'une nourriture suffisante pour lui permettre de résister à l'activité prodigieuse de ses fonctions cérébrales, à un incessant besoin de locomotion ou à un travail exagéré qu'on se garde bien de réprimer, puisqu'il rapporte.

« Les remèdes trouvent un adjuvant des plus puissants dans l'alimentation. Elle doit être saine et appropriée aux besoins, les maniaques dépensent beaucoup et réclament un régime plastique et réparateur. » (Dr Planque, rapport sur l'asile de Lommelet).

Nous sommes plus exigeant que le docteur Planque et nous réclamons pour les aliénés une nourriture « saine, variée, copieuse » comme le demande M. le professeur Chantemesse (1).

Il ne faut pas croire que les aliénés aient tous le goût émoussé : c'est l'exception. Ils sont au contraire difficiles : un plat ne leur plaît pas ou revient trop souvent, ils s'abstiennent d'en manger ; un mets bien préparé ne produit aucuns restes. Si les restes sont si nombreux certains jours, cela tient uniquement à la préparation.

N'allons point de là médire contre les cuisiniers : ils n'y peuvent rien, n'ayant rien à leur disposition et suivant ponctuellement les ordres donnés.

Les aliénés connaissent par cœur le menu de la semaine ; ils appréhendent certains jours où ils savent que ce menu sera des plus maigres.

Jamais de rôti ; presque toujours de la viande bouillie.

Les aliénés se plaignent à qui veut les entendre d'être mal nourris ; on prend ces plaintes pour des idées de persécution.

La préparation du pain est confiée à un gardien assisté de deux aliénés ; ces derniers travaillent au pétrin. Nous ne comprenons pas qu'on emploie à la fabrication d'un aliment aussi important que le pain, des aliénés, exposés à des périodes d'agitation qui les rendent dangereux ; l'un

____

(1) Rapport sur l'épidémie de béribéri.

d'eux mettait, il y a quelques années, de l'eau de savon pour faire la pâte. L'importance du pain dans l'alimentation rend inexcusable l'économie de gardiens à la boulangerie et leur remplacement par des fous.

Le vin est distribué en si faible quantité aux malades que nous pouvons bien nous abstenir d'en parler. Il est d'ailleurs excellent.

La viande est fournie à l'adjudication. L'adjudication peut être une excellente pratique pour les établissements qui n'ont pas d'abattoir à leur disposition, mais ici, les viandes étant tuées et débitées à l'asile, pourquoi confier à un étranger le soin d'acheter les bestiaux ? Ne serait-il pas plus économique d'avoir un garçon boucher à l'asile ? L'économe ferait l'achat des bêtes sous la surveillance du vétérinaire. Les animaux pourraient ainsi être abattus dès le matin, en été surtout, au lieu de les tuer la veille et de les laisser exposés aux chaleurs de la nuit, dans un endroit chauffé toute la journée par les rayons du soleil. On ne serait pas exposé à avoir des viandes qui ont mauvaise odeur, comme cela s'est produit en 1898, au moment de l'épidémie de dysenterie. Ce serait également supprimer cette ardeur immorale pour décrocher l'adjudication à des prix incroyables de bon marché. Le vétérinaire ne peut voir toutes les bêtes fournies et la grandeur d'âme des bouchers ne va pas jusqu'à se ruiner pour le bien être d'autrui : il faut bien que ces derniers s'en tirent avec gain. Aussi, on aura beau nous vanter l'aspect extérieur de la viande, le prix qu'elle coûte nous laissera toujours songeurs.

Le boucher fournit 250 kilogs de viande par jour. Il faut que cette quantité serve à nourrir, en dehors des aliénés (indigents et pensionnaires) le personnel de l'asile (employés, internes, gardiens, gardiennes, sœurs) soit 1000 personnes au minimum ; il y aurait donc 250 grammes de viande, par jour et par personne ; or, il faut savoir que les pensionnaires et le personnel réunis reçoivent, en moyenne, moitié plus de viande que les indigents, et les plus beaux morceaux. Ne serait-ce point à cette situation défectueuse qu'il faudrait attribuer la violence de l'épidémie de béribéri, qui éclata uniquement parmi les indigents ? Nous savons bien que les malades en faisaient remonter l'origine à l'absorption d'un mets, qu'il nous a été impossible d'examiner, attendu qu'il avait disparu de la circulation peu de temps après le début de l'épidémie : ils appelaient ce mets « le cirage ». Malgré ces assertions, nous nous rangeons à l'avis de M. le professeur Chantemesse et demandons pour les indigents une nourriture plus « riche en viande ».

Le poisson entre dans l'alimentation des malades, le vendredi. L'adjudicataire habitait, de notre temps, les bords de la mer d'où il faisait ses expéditions, le jeudi soir. Il était tenu par les règlements de fournir un certain nombre de fois au moins, du poisson d'eau douce. Malgré nos visites réitérées aux cuisines, nous n'avons point souvenance d'avoir vu quelque espèce de ce poisson. Quel maigre fretin, que celui que l'on servait aux malades ! Par contre, sur le dessus du panier, bien en apparence, du turbot, des langoustes magnifiques, qui n'étaient certainement pas destinés aux fous.

Les légumes, les fruits complètent l'alimentation des

malades. On donne les fruits avec une parcimonie sans égale aux indigents ; les fruits sont indigestes et les rendent malades. C'est pourquoi, ils passent tous, ou à peu près, dans des fruiteries, d'où les fous ne les voient plus sortir qu'à l'état de fruits gâtés ; l'hiver, on en peut voir à certains endroits, des monceaux que les aliénés viennent croquer à belles dents, lorsqu'ils peuvent tromper un instant la surveillance du gardien.

Nous n'en dirons pas plus long sur ce sujet de l'alimentation et nous terminerons ce travail en appelant de tous nos vœux des temps meilleurs pour les fous.

On nous annonce une réforme sérieuse de la loi de 1838. Puisse-t-elle aboutir promptement et alléger les souffrances de cette catégorie intéressante de malades.

IMPRIMERIE F. DEVERDUN, BUZANÇAIS (INDRE)

www.ingramcontent.com/pod-product-compliance
Ingram Content Group UK Ltd.
Pitfield, Milton Keynes, MK11 3LW, UK
UKHW021126140726
13695UKWH00004B/1733